Sobre as NCCN Guidelines for Patients®

National Comprehensive
Cancer Network®

AF886222

Você sabia que os principais centros de câncer nos Estados Unidos trabalham em conjunto para melhorar o tratamento oncológico? Essa aliança de centros de câncer líderes é chamada de National Comprehensive Cancer Network® (NCCN®).

O tratamento oncológico está em constante mudança. A NCCN desenvolve recomendações para o tratamento oncológico baseadas em evidências para provedores de assistência médica em todo o mundo. Essas recomendações atualizadas com frequência estão disponíveis nas NCCN Clinical Practice Guidelines in Oncology (NCCN Guidelines®). As NCCN Guidelines for Patients explicam claramente as recomendações de especialistas para pessoas com câncer e para cuidadores.

Essas NCCN Guidelines for Patients se baseiam nas NCCN Clinical Practice Guidelines in Oncology (NCCN Guidelines®) para Doença Tromboembólica Venosa Associada ao Câncer, versão 2.2023 — 1º de junho de 2023.

Consulte as NCCN Guidelines for Patients gratuitamente on-line
NCCN.org/patientguidelines

Encontre um centro de câncer da NCCN perto de você
NCCN.org/cancercenters

Conecte-se conosco!

Apoiadores

As NCCN Guidelines for Patients têm o apoio e o financiamento da NCCN Foundation®

A NCCN Foundation agradece aos seguintes apoiadores corporativos por ajudar a disponibilizar as NCCN Guidelines for Patients: Bristol Myers Squibb e Pfizer Inc.

A NCCN adapta, atualiza e organiza as NCCN Guidelines for Patients de forma independente. Nossos apoiadores corporativos não participam do desenvolvimento das NCCN Guidelines for Patients e não são responsáveis pelo conteúdo e pelas recomendações nelas contidas.

Para fazer uma doação ou saber mais, acesse on-line ou envie um e-mail

NCCNFoundation.org/donate

PatientGuidelines@NCCN.org

Índice

A NCCN Foundation busca apoiar os milhões de pacientes e suas famílias afetados por um diagnóstico de câncer pelo financiamento e distribuição das NCCN Guidelines for Patients. A NCCN Foundation também está comprometida com o avanço do tratamento do câncer por meio do financiamento de médicos promissores do país no centro de inovação em pesquisa sobre o câncer. Para obter mais informações e a biblioteca completa de recursos para o paciente e cuidadores, acesse NCCN.org/patients.

National Comprehensive Cancer Network (NCCN) e NCCN Foundation
3025 Chemical Road, Suite 100, Plymouth Meeting, PA 19462 USA

1

Noções básicas sobre coágulos sanguíneos

Você já deve ter ouvido falar sobre coágulos sanguíneos. Contudo, você sabia que há uma forte associação entre coágulos sanguíneos e câncer? Leia este capítulo para saber por que pessoas com câncer devem se preocupar com a questão.

O que é um coágulo sanguíneo?

Um coágulo sanguíneo é um aglomerado de sangue semelhante a um gel. Ele é composto de células chamadas plaquetas que aderem ao tecido corporal e umas às outras. O coágulo é fortalecido por uma malha de fibrina que mantém unidas as plaquetas aderidas e captura as hemácias.

Em geral, os coágulos sanguíneos se desenvolvem para interromper a hemorragia e, então, se dissolvem. Esta é uma resposta saudável e protetora do corpo. No entanto, é possível que um coágulo sanguíneo se forme dentro de um vaso sanguíneo quando não há hemorragia. Esse tipo de coágulo é chamado de trombo, ou trombos, quando se referir a mais de um. Um trombo que se solta da parede vascular e se desloca na corrente sanguínea é chamado de êmbolo.

Os trombos e os êmbolos podem ser perigosos. Um trombo pode ficar grande o bastante para bloquear o fluxo sanguíneo. O fluxo sanguíneo bloqueado causado por um trombo é chamado de trombose; quando a causa é um êmbolo, ele é chamado de embolismo. O fluxo sanguíneo bloqueado pode causar lesões ou falhas nos órgãos, ataque cardíaco ou acidente vascular.

Os coágulos sanguíneos perigosos são comuns em pessoas com câncer. Eles podem causar problemas de saúde para toda a vida. Também são uma das principais causas de morte. A melhor compreensão, prevenção e tratamento de coágulos sanguíneos relacionados ao câncer pode salvar vidas.

Coágulo sanguíneo

Um coágulo sanguíneo é um aglomerado de sangue espesso. Ele é composto de plaquetas, de hemácias e de proteína tipo malha chamada fibrina. Um trombo (mostrado aqui) é um tipo de coágulo sanguíneo que se forma dentro dos vasos sanguíneos.

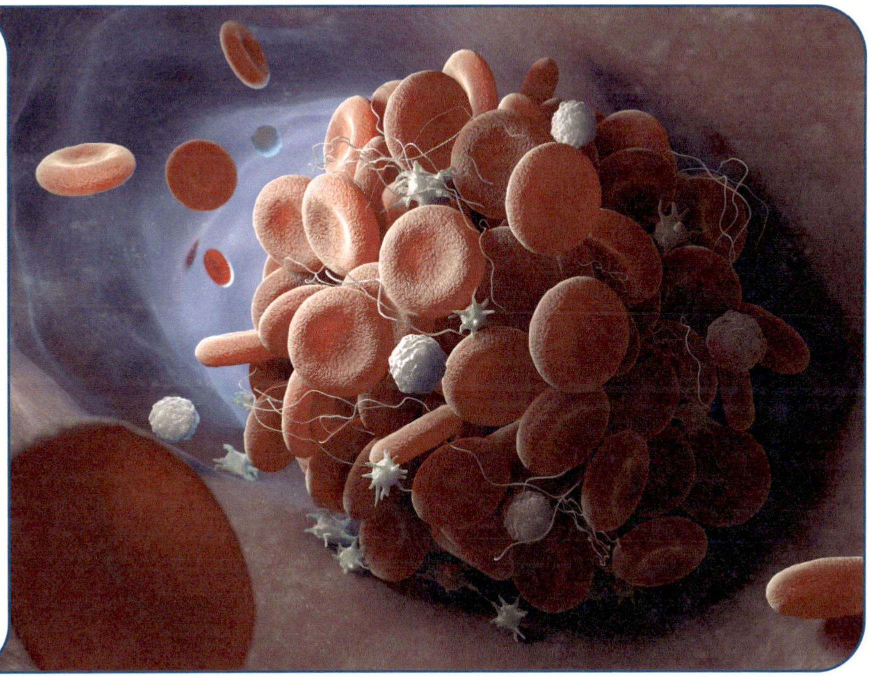

Por que tantas pessoas com câncer sofrem de coágulos sanguíneos?

Pessoas com câncer costumam ter vários fatores de risco para a ocorrência de coágulos sanguíneos. Um fator de risco é qualquer coisa que aumente as chances de desenvolver uma doença. Os riscos de ocorrência de coágulos sanguíneos são os mesmos para pessoas com câncer e pessoas sem câncer. Eles também têm fatores de risco relacionados ao câncer.

O câncer é um fator de risco para coágulos sanguíneos. Pessoas com câncer com maior risco de terem coágulos sanguíneos têm:

- Um tipo de câncer que esteja associado a sangue viscoso ou fluxo sanguíneo lento.
- Um câncer que esteja ativo e não em remissão ou curado.
- Um câncer que se desenvolveu ou se espalhou para outras partes do corpo.

Muitos tipos de tratamento contra o câncer também aumentam o risco de coágulos sanguíneos. Os fatores de risco relacionados ao tratamento para coágulos são:

- Cirurgia de grande porte.
- Tratamento com medicamento em todo o corpo, chamada de terapia sistêmica, como quimioterapia, inibidores da quinase, imunoterapia, moduladores seletivos do receptor de estrogênio e agentes imunomoduladores.
- Um dispositivo implantado chamado dispositivo de acesso venoso central (também chamado de CVAD ou de acesso venoso central).

Alguns fatores de risco para a formação de coágulos sanguíneos são agravados pelo câncer. Infecções são um fator de risco, e ter câncer deixa você mais propenso a sofrer de infecções. Um longo período de inatividade física aumenta o risco de formação de coágulos sanguíneos. O câncer pode torná-lo menos ativo, porque você se sente cansado, precisa de repouso ou está acamado.

Tipos de câncer com maior risco de formação de coágulos sanguíneos

- Leucemia aguda
- Câncer de bexiga
- Câncer de cérebro
- Câncer de rim
- Linfoma
- Câncer de pulmão
- Mieloma múltiplo
- Neoplasias mieloproliferativas
- Câncer de ovário
- Câncer de pâncreas
- Câncer de estômago
- Câncer de testículo
- Câncer de útero

Qual é o melhor tratamento para coágulos sanguíneos?

Não há um tratamento contra coágulos sanguíneos que seja único para todas as pessoas com câncer. O melhor tratamento é o certo para você. Mais do que isso, sua equipe de assistência médica deve seguir as boas práticas. As boas práticas se baseiam nas pesquisas e nas práticas mais recentes nos principais centros de câncer. Este livro aborda as boas práticas para controle de coágulos sanguíneos relacionados a câncer.

Os anticoagulantes são medicamentos que combatem os coágulos. Eles são cruciais para evitar e tratar coágulos sanguíneos. Os anticoagulantes costumam ser chamados de afinadores do sangue, mas eles não fazem isso. Eles desaceleram a capacidade do corpo de formar um coágulo sanguíneo.

Nem todas as pessoas com câncer devem tomar anticoagulantes para evitar coágulos sanguíneos. Os cuidados preventivos têm início quando houver maior risco de formação de coágulos. Leia o capítulo 3 para saber quem está em risco e as opções de cuidados preventivos.

Se houver desenvolvimento de coágulo, o tratamento será adaptado a você. Leia o capítulo 4 para conhecer as opções de tratamento para o tipo de coágulo sanguíneo que você tem. Alguns coágulos são tratados imediatamente, enquanto outros são observados, para acompanhar se eles vão crescer.

Os anticoagulantes são seguros para muitas pessoas com câncer, mas apresentam riscos. Se você começar a sangrar, seu corpo pode estar enfrentando problemas para interromper a hemorragia. Leia o capítulo 5 para saber quando entrar em contato com a equipe de assistência. O capítulo 5 também discute quando você pode precisar de uma mudança no tratamento.

Pontos importantes

- Os coágulos sanguíneos são um aglomerado de sangue espesso. Eles podem causar problemas de saúde para toda a vida e, às vezes, são fatais se bloquearem o fluxo de sangue.
- O câncer e seu tratamento aumentam o risco de formação de coágulos. Eles desaceleram o fluxo sanguíneo e deixam o sangue viscoso.
- Os anticoagulantes são medicamentos que evitam e tratam coágulos sanguíneos.

“

Sua equipe médica é seu maior recurso e sua amiga, principalmente o corpo de enfermeiras e enfermeiros. Essas pessoas são altamente qualificadas e genuinamente dedicadas a ajudar você sempre que puderem.”

2

Identificando coágulos sanguíneos

Este capítulo descreve diferentes tipos de coágulos sanguíneos. Saiba a quais coágulos sanguíneos você pode estar em risco. Conheça, ainda, os sintomas, para que você possa identificar coágulos sanguíneos no começo, quando o tratamento funciona melhor.

Coágulos sanguíneos perigosos

Um trombo é um coágulo sanguíneo anormal dentro de um vaso sanguíneo. Ele pode se desenvolver em uma artéria ou em uma veia. As artérias transportam sangue rico em oxigênio do coração para o corpo todo. As veias transportam sangue sem oxigênio de volta ao coração. As causas e o tratamento de coágulos sanguíneos nas veias são diferentes da conduta dispensada a coágulos nas artérias.

Tromboembolismo venoso

Tromboembolismo venoso é o fluxo sanguíneo bloqueado por coágulos sanguíneos que tiverem início nas veias. São mais comuns que outros tipos de bloqueios, e há mais pesquisa sobre a conduta a adotar nesse caso. Tipos comuns de tromboembolismo venoso são:

- **Trombose venosa profunda**: é causada por um coágulo sanguíneo em uma veia muito abaixo da pele.
- **Trombose venosa superficial**: é causada por um coágulo sanguíneo em uma veia próxima da pele.
- **Trombose venosa esplâncnica**: é causada por um coágulo sanguíneo em certas veias do sistema digestivo.
- **Embolia pulmonar**: é um coágulo sanguíneo que se soltou e ficou preso a uma artéria no pulmão.

Os tipos de tromboembolismo venoso podem ter sintomas e prognósticos amplamente diferentes. Um prognóstico é o provável curso e desfecho

Trombose venosa profunda

A trombose venosa profunda é o tipo mais comum de coágulo sanguíneo. Se não for tratado, o coágulo pode se soltar e ficar preso em uma artéria em um pulmão. Isso é chamado de embolia pulmonar. A embolia pulmonar pode ser letal.

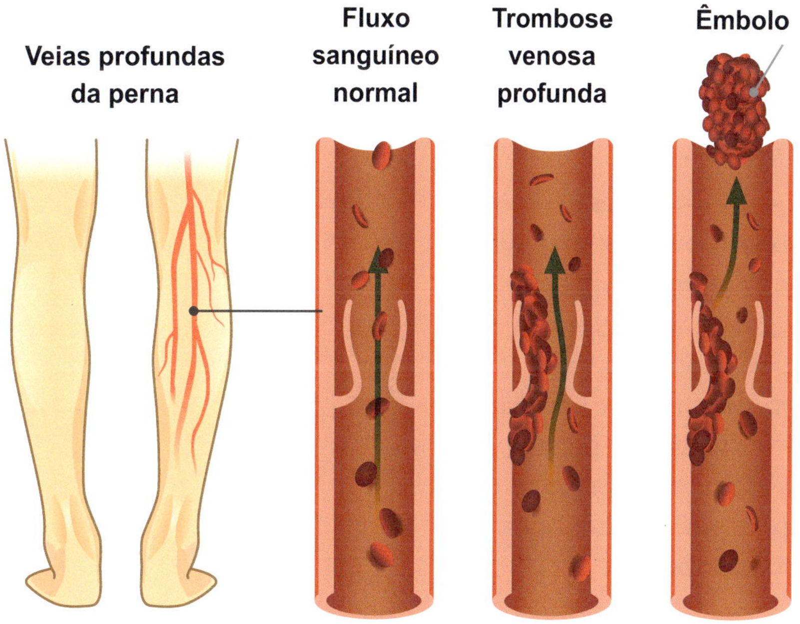

de uma doença. Nas próximas seções, os fatores de risco e os sintomas de cada coágulo serão explicados.

Trombose venosa profunda

A trombose venosa profunda pode ocorrer em uma veia profunda, mas costuma ocorrer nas maiores veias das pernas. Ela ocorre mais comumente em pessoas com câncer, principalmente naquelas passando por quimioterapia. O tratamento recebido por meio de um cateter em uma veia central aumenta o risco de trombose venosa profunda. Esse tipo de cateter é chamado de dispositivo de acesso venoso central (também chamado de CVAD ou de acesso venoso central).

Um sintoma de trombose venosa profunda é câimbra contínua na panturrilha. A câimbra pode ser sentida como uma distensão. Outro sintoma de trombose venosa profunda é inchaço em um braço ou em uma perna. Seu membro pode parecer pesado ou doloroso. Em vez de um membro, você pode ter inchaço no rosto, no pescoço ou na área da clavícula, se o coágulo estiver nessas áreas.

Sintomas de trombose venosa profunda relacionados a um cateter incluem inchaço em um braço ou em uma perna. Você pode ter um inchaço perto da clavícula ou do pescoço. O cateter pode não estar funcionando bem quando houver um coágulo sanguíneo.

A trombose venosa profunda é séria. Entre em contato imediatamente com a equipe de assistência se sentir algum dos sintomas.

Trombose venosa superficial

A trombose venosa superficial é comum em pessoas com câncer, mas é menos propensa a ser perigosa que outros coágulos. Mesmo assim, entre em contato com a equipe de assistência se você tiver sintomas. A trombose venosa superficial pode se desenvolver e envolver veias profundas.

Também chamada de tromboflebite superficial, a trombose venosa superficial pode ser causada por injeções nas veias, como infusão de quimioterapia. Outros fatores de risco são: cirurgia, inatividade física prolongada e tomar estrogênio. Ter outros tipos de coágulos aumenta o risco de formação de coágulos nas veias superficiais. A trombose

Sintomas de coágulos nos membros

A trombose venosa profunda e superficial na maioria das vezes costuma ocorrer em uma perna ou em um braço. O membro pode inchar, ficar vermelho ou doer. Para algumas pessoas, essas mudanças ocorrem em um ponto, e, para outras, todo o membro é afetado.

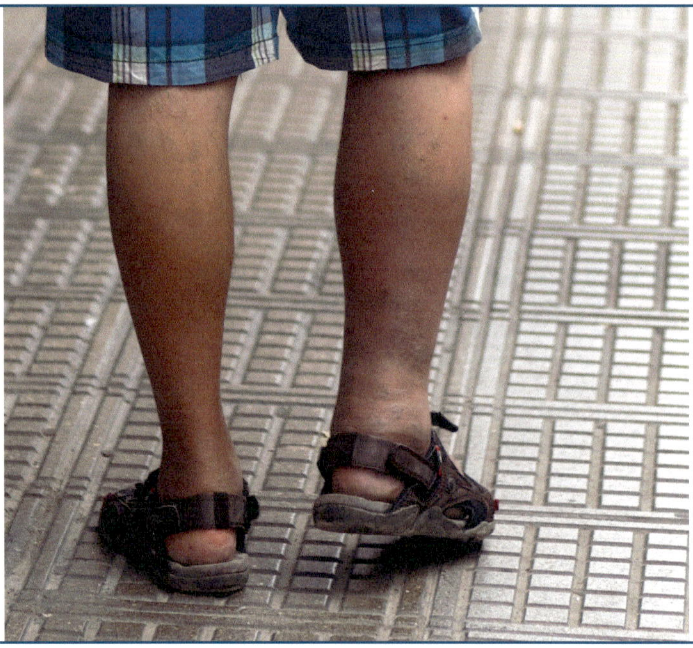

venosa superficial pode ocorrer ao mesmo tempo que a trombose venosa profunda.

A trombose venosa superficial pode causar sintomas com mais frequência que outros coágulos. Ela costuma ocorrer em uma perna, mas você pode ter sintomas em outros lugares. A pele sobre o coágulo pode ficar vermelha, quente e inchada. A área pode ficar bastante sensível ao toque. A veia pode parecer endurecida.

Trombose venosa esplâncnica

Há vários tipos de trombose venosa esplâncnica. Cada uma recebe um nome segundo a veia com o coágulo sanguíneo. Essas veias estão no abdômen, que fica abaixo do tórax:

- **Trombose venosa hepática**: ocorre nas veias que levam sangue do fígado para o coração.
- **Trombose da veia porta**: ocorre nas veias que levam sangue para o fígado.
- **Trombose da veia mesentérica**: ocorre nas veias que levam sangue dos intestinos para a veia porta.
- **Trombose da veia esplênica**: ocorre nas veias que levam sangue do baço para a veia porta.

A trombose venosa esplâncnica não é comum como outros tipos de coágulos sanguíneos. Contudo, o risco é aumentado em certas situações. A possibilidade de desenvolver uma trombose venosa esplâncnica é maior depois de uma cirurgia no abdômen. Também há maior risco durante o tratamento com estrogênio.

Há vários tipos de doenças associadas à trombose venosa esplâncnica. Inflamações no pâncreas, doença crônica do fígado e tumor no abdômen aumentam o risco para esse tipo de coágulo. Seu risco de coágulo abdominal é alto se tiver uma dessas doenças no sangue: hemoglobinúria paroxística noturna ou neoplasia mieloproliferativa.

Sintomas de coágulos no abdômen

A trombose venosa esplâncnica é causada por coágulos nas veias digestivas no abdômen. O abdômen contém muitos órgãos, incluindo o estômago. Coágulos abdominais podem causar dor repentina, ventre inchado e náusea e vômito.

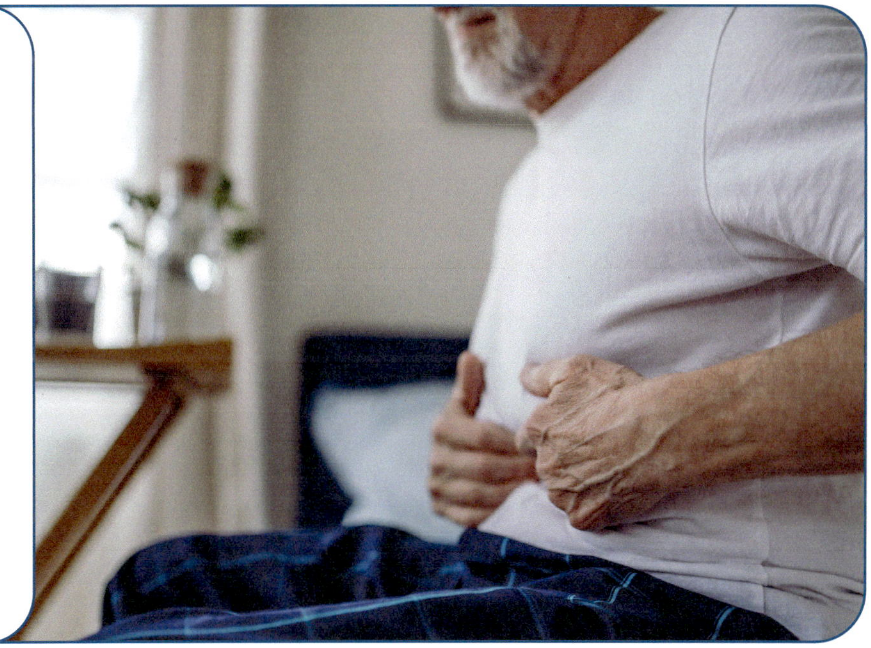

Um sintoma conhecida da trombose venosa esplâncnica é dor abdominal repentina. A área pode estar sensível ao toque e seu ventre pode ficar mais protuberante que o normal. Se alguém tentar tocar no seu abdômen, você pode rapidamente, como em um reflexo, proteger a área.

Outros sintomas de trombose venosa esplâncnica fazem você sentir que tem gastroenterite. Você pode sentir como se estivesse prestes a vomitar. Você pode ter vômito ou diarreia. Algumas pessoas perdem o apetite ou sentem dor ao comer. Algumas pessoas têm febre.

Embolia pulmonar

Se tiver sintomas de embolia pulmonar, ligue para 911 (ou para o SAMU). Isso é algo muito sério.

Fique atento aos sintomas se você teve coágulos sanguíneos recentemente. A embolia pulmonar costuma ter início com a trombose venosa profunda em uma perna, mas pode começar também com outros tipos de coágulos.

Os sintomas comuns de uma embolia pulmonar são falta de ar, dor torácica e desmaio. Outros sintomas incluem respiração rápida, batimentos cardíacos acelerados e uma nova tosse que pode conter muco com sangue. Você pode se sentir desconfortável ou ansioso.

Os três principais sintomas de embolia pulmonar

- ✓ Falta de ar repentina
- ✓ Dor torácica aguda
- ✓ Curtos desmaios

Pontos importantes

- É importante que pessoas com câncer identifiquem coágulos sanguíneos logo no início. O tratamento imediato pode evitar problemas de saúde para toda a vida ou salvar a sua vida.
- A trombose venosa profunda pode ocorrer em veias muito abaixo da pele. Isso pode levar uma parte do seu corpo a inchar. Com frequência, um braço ou uma perna ficam inchados. Coágulos na perna podem ser sentidos como uma distensão.
- A trombose venosa superficial pode ocorrer em veias próximas da pele. A pele sobre o coágulo pode ficar vermelha e inchada. A área pode parecer quente, dolorosa e dura.
- A trombose venosa esplâncnica ocorre em certas veias do sistema digestivo. Um sintoma comum é a dor abdominal súbita. Você também pode sentir como se tivesse uma gastroenterite.
- A embolia pulmonar ocorre em uma artéria no pulmão. Os sintomas comuns de uma embolia pulmonar são falta de ar repentina, dor torácica aguda e desmaio.

3

Evitando a formação de coágulos sanguíneos

Algumas pessoas com câncer têm maior risco de sofrer de coágulos sanguíneos. Os especialistas sabem quem está em risco, logo, assistência segura e oportuna podem ser dada para evitar muitos coágulos sanguíneos. Leia este capítulo para saber se você deve receber cuidado preventivo e que tipo de cuidado é recomendado.

Tipos de cuidado preventivo

O cuidado preventivo é um medicamento que é usado para evitar o começo de um problema de saúde. Você pode ouvir isso ser chamado de profilaxia. Cuidados preventivos para coágulos sanguíneos são chamados de tromboprofilaxia.

Existem vários tipos de cuidado preventivo para coágulos sanguíneos. Há medicamentos prescritos que podem ajudar a evitar coágulos sanguíneos. Contudo, há também um dispositivo e um produto tipo meia.

Anticoagulantes

Os anticoagulantes são medicamentos que evitam coágulos sanguíneos. Eles interrompem a formação da malha de fibrina que mantém o coágulo. Eles funcionam para desativar as proteínas do sangue, chamadas de fatores de coagulação, que trabalham em conjunto para formar a fibrina. **Consulte o guia 1** para ver uma lista de anticoagulantes usados para prevenção.

Heparina

A heparina é uma substância fabricada pelo seu corpo e pelos animais. Ao ser injetada no corpo, ela evita a formação de coágulos sanguíneos. A heparina interrompe indiretamente os fatores de coagulação ao ativar um anticoagulante natural no corpo chamado de antitrombina.

Existem dois tipos de heparina:

- **Heparina não fracionada**: interrompe dois fatores de coagulação chamados fator Xa e trombina.
- **Heparina de baixo peso molecular**: interrompe majoritariamente o fator Xa.

A heparina não fracionada pode, às vezes, ser chamada de heparina padrão. Dalteparina (Fragmin) e enoxaparina (Lovenox) são heparinas de baixo peso molecular.

Inibidores indiretos do fator Xa

O fondaparinux (Arixtra) foi fabricado em laboratório e é similar a um fragmento de heparina. Ele interrompe indiretamente o fator Xa ao ativar a antitrombina. Ele não tem efeito direto na trombina.

Inibidores diretos do fator Xa

Inibidores diretos do fator Xa se fixam ao fator Xa e o bloqueiam diretamente. Eles incluem apixaban (Eliquis) e rivaroxabana (Xarelto).

Dispositivo de compressão pneumática intermitente

Um tipo de prevenção mecânica é o dispositivo de compressão pneumática intermitente. Ele possui mangas que encobrem as pernas e as comprimem periodicamente. A compressão bombeia o sangue para fora das pernas, do mesmo modo que os músculos fazem quando caminhamos. Isso ajuda a evitar coágulos sanguíneos.

Meias de compressão graduadas

As meias de compressão graduadas são outro tipo de prevenção mecânica. Elas se parecem com meias longas, mas comprimem as pernas para aumentar o fluxo sanguíneo nas veias. Elas têm maior compressão no tornozelo e menor no joelho ou na coxa. A quantidade de pressão é medida em milímetros de mercúrio (mm Hg). Em geral, as meias terão de 15 a 20 mm Hg ou de 20 a 30 mm Hg de pressão.

Planejando o cuidado seguro

Sua equipe de assistência avaliará que tipo de cuidado preventivo é o adequado para você. Eles considerarão como cada opção funcionará melhor e, ainda, os problemas de saúde que cada opção poderá causar. Eles não prescreverão cuidados preventivos que possam causar lesões sérias.

Uma série de exames será feita para planejar os cuidados preventivos. Como é possível que ocorra hemorragia sob anticoagulantes, sua equipe avaliará os fatores que aumentam o risco. Esses fatores incluem baixa contagem de plaquetas, doenças hemorrágicas ou hemorragia atual. Leia o capítulo 5 para saber como identificar hemorragia anormal e como os anticoagulantes são administrados.

A prevenção mecânica pode não ser segura para algumas pessoas. Ela não deve ser usada se você teve coágulos sanguíneos recentemente em uma veia profunda e não está tomando anticoagulantes. A compressão das pernas pode fazer com quem um coágulo se solte e se desloque para seus pulmões. Para algumas pessoas, ter um hematoma semelhante a um grande machucado ou um ferimento aberto na pele torna insegura a prevenção mecânica.

Guia 1
Anticoagulantes que evitam coágulos sanguíneos em pessoas com câncer

Nome genérico	Tipo de anticoagulante	Como é recebido	Ambiente prescrito
Apixaban	Inibidor direto do fator Xa	Comprimido	• No hospital para cirurgia • Em casa
Dalteparina	Heparina de baixo peso molecular	Uma injeção na gordura sob a pele	• No hospital para cirurgia • No hospital para outro cuidado médico • Em casa
Enoxaparina	Heparina de baixo peso molecular	Uma injeção na gordura sob a pele	• No hospital para cirurgia • No hospital para outro cuidado médico • Em casa
Fondaparinux	Inibidor indireto do fator Xa	Uma injeção logo abaixo da pele, na gordura	• No hospital para cirurgia • No hospital para outro cuidado médico
Heparina não fracionada	Heparina padrão	Uma injeção logo abaixo da pele, na gordura	• No hospital para cirurgia • No hospital para outro cuidado médico
Rivaroxabana	Inibidor direto do fator Xa	Comprimido	• No hospital para cirurgia • Em casa

As meias de compressão graduadas também não devem ser usadas se o fluxo sanguíneo em suas artérias for muito lento. As meias podem agravar o problema. Outro possível motivo para não usar meias de compressão é caso você tenha uma lesão no nervo chamada de neuropatia periférica.

Prevenção no hospital

Estar em um hospital pode aumentar as chances de ter coágulos sanguíneos. Menos atividade física e certos tratamentos aumentam o risco. Os especialistas da NCCN recomendam cuidados preventivos para pessoas com câncer internadas no hospital. A exceção se dá para pessoas com câncer de célula basal ou câncer de pele de células escamosas porque o risco de coágulos sanguíneos é baixo.

Exames para planejar os cuidados

Sua equipe de assistência planejará os cuidados preventivos seguros para você com base nos exames descritos abaixo.

Histórico médico

Sua equipe de assistência perguntará sobre a sua saúde e os medicamentos passados e atuais. Se já tomou anticoagulantes, sua equipe vai querer saber mais sobre quaisquer efeitos colaterais. Esteja também preparado para discutir os problemas de saúde de parentes consanguíneos.

Exame físico

Um membro da equipe de assistência fará um exame físico completo do seu corpo. Esse exame inclui a verificação dos sinais vitais, como a frequência cardíaca. O provedor também examinará seu corpo e pressionará levemente as áreas.

Exames de sangue e de urina

Para planejar os cuidados preventivos, a equipe precisa saber seu nível de plaquetas, a capacidade de coagulação e como está a saúde dos seus rins e do fígado.

As plaquetas no hemograma são medidas com um exame laboratorial chamado de hemograma completo. Esse exame também avalia outras partes do sangue, incluindo hemácias e leucócitos.

Hospitalização e coágulos sanguíneos

Períodos prolongados de inatividade aumentam as chances de formação de coágulos sanguíneos. Se estiver acamado em um hospital, você deve receber cuidado preventivo para coágulos sanguíneos.

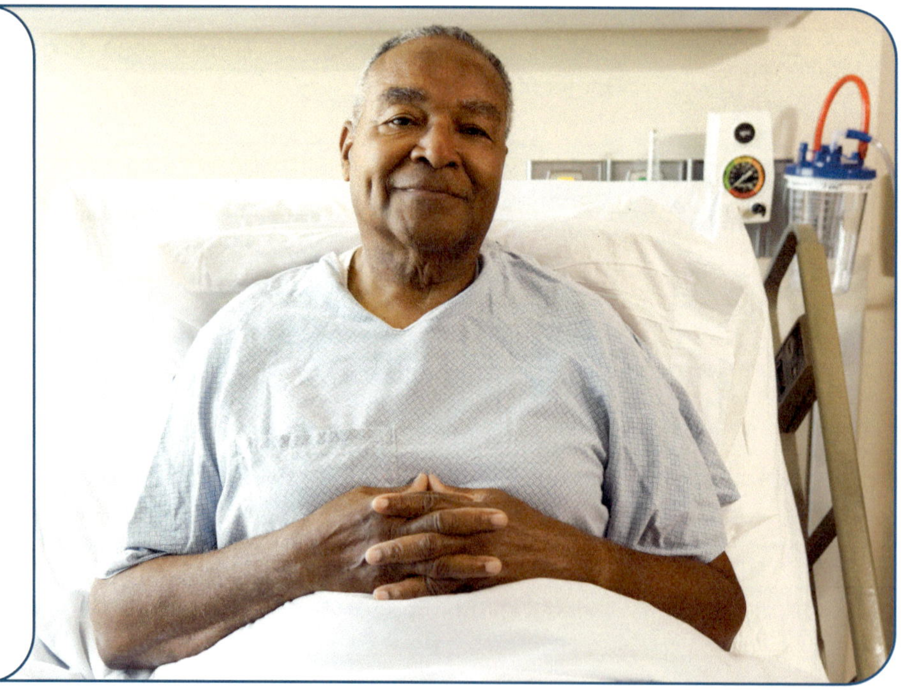

Para avaliar se o seu sangue está com boa coagulação, serão feitos exames de coagulação em uma amostra sanguínea. O tempo de protrombina e o tempo de tromboplastina parcial ativada são dois exames que avaliam quanto tempo leva para o seu sangue coagular.

O bom funcionamento do fígado é avaliado por um grupo de exames de sangue chamado exames de função hepática. Os exames de função renal feitos em amostras de sangue e de urina revelam a saúde dos rins.

Avaliação de risco

A equipe de assistência avaliará suas chances de desenvolver coágulos sanguíneos e tomará decisões com base no seu nível de risco. O risco aumenta quando você tem câncer e está hospitalizado. Sua saúde geral, idade e outros fatores podem aumentar os riscos.

Opções de cuidado

Existem muitas boas opções para evitar a formação de coágulos sanguíneos no hospital. Você pode receber anticoagulantes, cuidado mecânico ou ambos.

Anticoagulantes

O cuidado preventivo com anticoagulantes se baseia em você estar em cirurgia ou sob outros cuidados médicos. É uma baixa dose de medicamento em comparação àquela que costuma ser usada para o tratamento de coágulos sanguíneos.

Para **hospitalizações cirúrgicas**, heparina não fracionada, heparina de baixo peso molecular e fondaparinux são opções para muitas pessoas. Esses anticoagulantes são tomados, em geral por pelo menos 7 a 10 dias.

Um inibidor direto do fator Xa é uma opção adicional para algumas pessoas. Apixaban é uma opção para pessoas em cirurgia por câncer ginecológico. Esses cânceres incluem câncer de útero, cervical e de ovário. Rivaroxabana é uma opção para pessoas que passaram por cirurgia laparoscópica para câncer colorretal.

Algumas cirurgias aumentam o risco de coágulos sanguíneos mais do que outras. Essas cirurgias incluem as feitas no abdômen e na pelve. Antes de uma cirurgia de alto risco, você pode receber heparina não fracionada ou heparina de baixo peso molecular. Além disso, pode ser usada compressão pneumática intermitente.

Se passou por cirurgia de alto risco para câncer, os especialistas da NCCN recomendam estender os cuidados preventivos depois de receber alta do hospital. Leia a próxima seção, *Prevenção em casa*, para ver mais informações.

Para **hospitalizações médicas**, coágulos sanguíneos são evitados com heparina não fracionada, heparina de baixo peso molecular ou fondaparinux. Você receberá um anticoagulante durante toda a internação no hospital ou por até 6 a 14 dias. A duração do tratamento depende do seu risco de desenvolvimento de coágulos, conforme avaliado pela sua equipe de assistência.

Se estiver recebendo cuidado médico, a administração de apixaban e rivaroxabana não é iniciada no hospital. Entretanto, quaisquer dos medicamentos pode ser continuado se você os estiver tomando antes da internação. Se você sofreu um efeito colateral chamado trombocitopenia induzida por heparina, apixaban ou rivaroxabana é uma opção em vez de heparina.

Cuidado mecânico

Quando os anticoagulante não for uma opção, cuidado mecânico é usado no hospital. Um estudo descobriu que a compressão pneumática evitava a trombose venosa profunda melhor que as meias compressão graduadas. Pessoas usando compressão pneumática também sofriam de menos problemas de pele. Mais pesquisas são necessárias para confirmar esses resultados.

Prevenção em casa

Algumas pessoas com câncer se beneficiam de cuidados preventivos contra coágulos sanguíneos quando estão em casa. Especialistas da NCCN identificaram dois grupos de risco para coágulos sanguíneos:

- Pessoas que receberam alta do hospital depois de uma cirurgia oncológica no abdômen ou na pelve.
- Pessoas com risco de coágulos sanguíneos enquanto recebem terapia sistêmica.

Os anticoagulantes são usados para evitar coágulos sanguíneos em casa.

Opções de cuidado depois de hospitalização cirúrgica

É mais provável que os coágulos sanguíneos ocorram depois de cirurgias oncológicas no abdômen ou na pelve, se alguma dessas opções descrever seu caso:

- Você passou por cirurgia de alto risco, que é uma cirurgia para câncer gastrointestinal, como câncer de estômago, de cólon ou retal.
- Você já teve coágulos sanguíneos.
- Você recebeu anestesia geral por mais de duas horas.
- Você ficou no leito hospitalar por 4 dias ou mais.
- Você tem câncer em estágio avançado.
- Você tem mais de 60 anos de idade.

Se você tiver risco para coágulos sanguíneos, os especialistas da NCCN recomendam tomar um anticoagulante antes de receber alta do hospital. O mais provável é que seu cirurgião seja quem prescreve um anticoagulante antes que você saia do hospital. Você precisará tomar um anticoagulante todos os dias. Apixaban, dalteparina e enoxaparina são tomados por 4 semanas. Rivaroxabana é tomado por 3 semanas depois de finalizar uma semana de heparina de baixo peso molecular no hospital.

Opções de cuidado durante a terapia sistêmica

A terapia sistêmica é um tratamento em todo o corpo com medicamentos contra o câncer. Ela se desloca pela corrente sanguínea para tratar o câncer onde quer que ele esteja em seu corpo. Quimioterapia, medicamentos imunomoduladores e terapia endócrina são tipos de terapias sistêmicas.

Um oncologista é um especialista em terapia sistêmica. Ele prescreverá terapia sistêmica e um anticoagulante, se necessário.

Um membro da equipe de assistência avaliará seu nível de risco para formação de coágulos sanguíneos. Há medidas para avaliar o risco da pessoa para formação de coágulos, como o escore de Khorana.

O escore de Khorana não é usado para avaliar o risco em pessoas com leucemia aguda, tumores no cérebro, mieloma múltiplo ou uma neoplasia mieloproliferativa. Informações sobre como evitar a formação de coágulos sanguíneos entre pessoas com mieloma múltiplo ou neoplasia mieloproliferativa estão disponíveis em NCCN.org/patientguidelines e no aplicativo NCCN Patient Guides for Cancer.

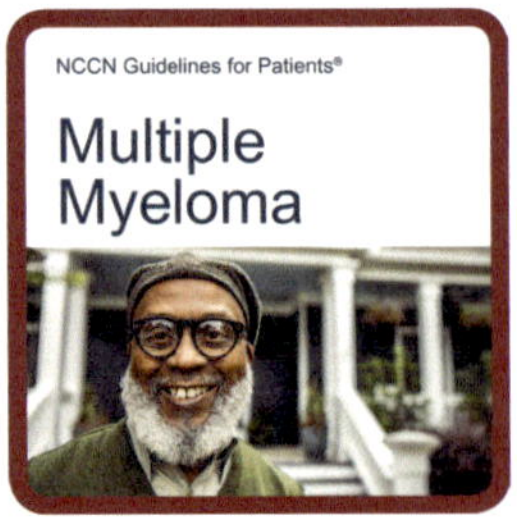

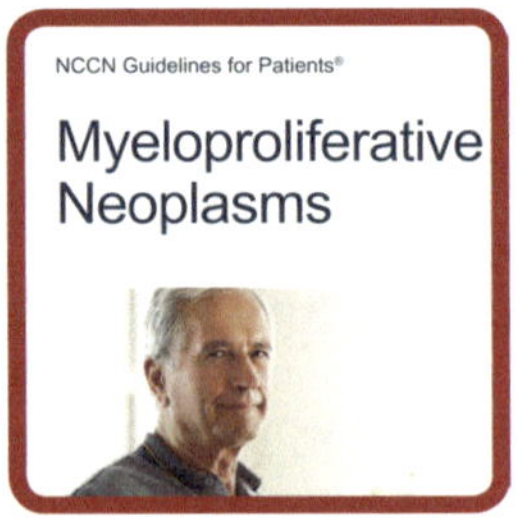

O escore de Khorana estima seu risco para desenvolver coágulos sanguíneos com base em cinco itens sobre a sua saúde:

- O tipo de câncer.
- O nível de plaquetas no sangue antes do começo da quimioterapia.
- O nível de uma proteína chamada hemoglobina — um marcador dos níveis das hemácias — antes do começo da quimioterapia, ou se você estiver recebendo fatores de produção de hemácias.
- O nível de glóbulos brancos, chamados de leucócitos, antes do começo da quimioterapia.
- Uma rápida avaliação da gordura corporal chamada de índice de massa corporal.

Pontos de cada item são somados ao escore total que varia de 0 a 6. Dois pontos são marcados para câncer de pâncreas ou de estômago. Um ponto é marcado para câncer de pulmão, ginecológico, de bexiga e de testículo, e para linfoma.

Cuidados preventivos de rotina para coágulos sanguíneos não são necessários quando seu escore por 0 ou 1. Sua equipe de assistência verificará se há coágulos sanguíneos a cada consulta de saúde.

Quando os escores Khorana forem de 2 ou mais, os especialistas da NCCN recomendam que os provedores considerem a prescrição de um anticoagulante por seis meses ou mais, se o risco persistir. Se prescrito, o anticoagulante é tomado todos os dias. Sua equipe de assistência decidirá qual é o melhor cuidado preventivo para você com base nos riscos para coágulos em comparação ao risco para efeitos colaterais.

Pontos importantes

- Algumas pessoas com câncer têm mais risco de coágulos sanguíneos que outras. Você tem maior risco quando estiver hospitalizado e após uma internação hospitalar para cirurgia oncológica. Algumas pessoas que tomam medicamentos contra o câncer, chamados de terapia sistêmica, também têm risco aumentado.
- O planejamento dos cuidados preventivos exige que a equipe de assistência faça uma avaliação minuciosa. Eles recomendarão cuidados que sejam seguros e eficientes para você.
- Os anticoagulantes são usados para cuidados preventivos no hospital, se possível. Cuidados adicionais com compressão pneumática intermitente podem ser recebidos se você estiver passando por uma cirurgia no abdômen ou na pelve. Quando os anticoagulantes não forem uma opção, a compressão pneumática intermitente ou as meias de compressão graduadas são usadas no hospital.
- Se tiver passado por uma cirurgia oncológica de alto risco, o cuidado estendido com anticoagulantes é recomendado depois de receber alta do hospital.
- Seu risco de formação de coágulos sanguíneos enquanto estiver em terapia sistêmica depende do tipo de câncer e de outros fatores. Se estiver sob risco aumentado, sua equipe de assistência considerará a prescrição de um anticoagulante.

4

Tratando os coágulos sanguíneos

É comum que pessoas com câncer tenham coágulos sanguíneos nas veias. Esses coágulos podem se deslocar e ficarem presos em uma artéria do pulmão. Este capítulo explica os tratamentos para esses tipos de coágulos.

Tipos de tratamento

Os anticoagulantes são a peça central do tratamento para tromboembolismo venoso agudo. Tromboembolismo venoso é o fluxo sanguíneo bloqueado por um coágulo sanguíneo em qualquer veia ou em uma artéria no pulmão. É agudo quando o início dos sintomas for recente, em geral definido como as últimas semanas.

Como tratamento, os anticoagulantes produzem bons resultados e são seguros para muitas pessoas com câncer. Eles são tomados pelo tempo em que houver risco de coágulos porque também previnem novos coágulos. Pessoas que tiveram coágulos estão mais propensas a ter outros.

Anticoagulantes

Os anticoagulantes interrompem a formação da malha de fibrina que mantém o coágulo. Eles funcionam para desativar as proteínas do sangue, chamadas de fatores de coagulação, que trabalham em conjunto para formar a fibrina. **Consulte o guia 2** para ver uma lista de anticoagulantes usados para tratamento.

Guia 2
Anticoagulantes que tratam coágulos sanguíneos em pessoas com câncer

Nome genérico	Tipo de anticoagulante	Como é recebido
Apixaban	Inibidor direto do fator Xa	Comprimido
Dabigatrana	Inibidor direto de trombina	Cápsula
Dalteparina	Heparina de baixo peso molecular	Uma injeção na gordura sob a pele
Enoxaparina	Heparina de baixo peso molecular	Uma injeção na gordura sob a pele
Edoxabana	Inibidor direto do fator Xa	Comprimido
Fondaparinux	Inibidor indireto do fator Xa	Uma injeção logo abaixo da pele, na gordura
Heparina não fracionada	Heparina padrão	Injeção lenta na veia ou uma injeção logo abaixo da pele, na gordura
Rivaroxabana	Inibidor direto do fator Xa	Comprimido
Varfarina	Antagonista de vitamina K	Comprimido

No guia 2, você verá os anticoagulantes que também são listados no capítulo 3 para cuidados preventivos. Em geral, uma dose maior é usada para tratamento. Esses anticoagulantes incluem:

- Heparina não fracionada, dalteparina (Fragmin), enoxaparina (Lovenox) e fondaparinux (Arixtra) ativam um anticoagulante natural chamado antitrombina em seu corpo.
- Apixaban (Eliquis) e rivaroxabana (Xarelto) bloqueiam diretamente o fator Xa.

Você também verá alguns anticoagulantes que são recomendados somente para tratamento:

- Edoxabana (Savaysa) bloqueia o fator Xa.
- Dabigatrana (Pradaxa) bloqueia a trombina.
- A varfarina baixa o nível dos fatores de coagulação ao reduzir a vitamina K.

Tratamentos usados com anticoagulantes

Outro tipo de tratamento que às vezes é usado com anticoagulação. Alguns coágulos não precisam de tratamento adicional e, em muitos casos, mais pesquisa ou treinamento sobre esses outros tratamentos são necessários. As opções recomendadas para cada tipo de tromboembolismo venoso estão listadas no fim deste capítulo, mas aqui estão três exemplos:

- Medicamentos chamados de trombolíticos dissolvem coágulos sanguíneos. Eles podem ser injetados lentamente nas veias e se deslocam pelo corpo na corrente sanguínea. Essa abordagem é chamada de trombólise sistêmica. Trombolíticos direcionados por cateter são injetados diretamente no coágulo.
- Um procedimento chamado de trombectomia remove os coágulos sanguíneos do sangue. O procedimento pode ser feito com um cateter de balão inserido por um corte feito no vaso sanguíneo. Essa abordagem é chamada de trombectomia cirúrgica ou aberta. A trombectomia direcionada por cateter rompe ou aspira o coágulo com um dispositivo. Essa abordagem recebe vários nomes, incluindo trombectomia mecânica e trombectomia percutânea.
- A trombólise farmacomecânica dissolve e remove coágulos. Por meio de um cateter, uma pequena quantidade de um trombolítico é injetado no coágulo. Depois, fragmentos do coágulo são aspirados da veia.

Tratamento sem anticoagulante

A anticoagulação pode não ser uma opção para você. Nesse caso, os coágulos que não representem um grande perigo serão monitorados, e a segurança de anticoagulantes será reavaliada.

Coágulos de maior risco podem ser controlados com um filtro removível posicionado na veia cava inferior (VCI) no seu abdômen. Os filtros VCI capturam coágulos se deslocando na corrente sanguínea antes que cheguem aos pulmões.

Um shunt é um tubo médico pequeno que é utilizado para controlar certos coágulos na área do ventre. Os shunts redirecionam o fluxo sanguíneo em volta do coágulo ao fazer uma nova conexão entre os dois vasos. Eles podem ser inseridos no corpo por um cateter. Essa abordagem é chamada de shunt portossistêmico intra-hepático transjugular ou TIPS. Os shunts também podem ser inseridos durante a cirurgia.

Planejando o cuidado seguro

Uma equipe de especialistas é necessária para planejar o cuidado oncológico e para fornecer suporte. Quando você tiver um coágulo, a equipe pode incluir um especialista em doenças relacionadas ao sangue, chamado hematologista. Outros especialistas que tratam coágulos sanguíneos incluem:

- Cirurgiões, radiologistas intervencionistas.
- Cardiologistas, pneumologistas, especialistas em medicina vascular.
- Clínicos de medicina interna.

Sua equipe de assistência avaliará qual tratamento para os coágulos sanguíneos é adequado para você. Eles considerarão como o tratamento funciona e, ainda, os problemas de saúde que pode causar. O principal efeito colateral do uso de anticoagulantes é a hemorragia. Leia o capítulo 5 para saber como identificar hemorragia anormal e como os anticoagulantes são administrados.

É necessário fazer exames para planejar seus cuidados. Exemplos das informações utilizadas para planejamento de tratamento são o número de plaquetas e a saúde do fígado e dos rins. Exames comuns para tratamento de trombose são descritos a seguir.

Histórico médico

Sua equipe de assistência precisará saber tudo sobre a sua saúde. Esteja preparado para falar com eles sobre a sua saúde e sobre medicamentos passados e atuais. Se já tomou anticoagulantes, sua equipe vai querer saber mais sobre quaisquer efeitos colaterais. Esteja também preparado para discutir os problemas de saúde de parentes consanguíneos.

Exame físico

Um membro da equipe de assistência fará um exame físico completo do seu corpo. Esse exame inclui a verificação dos sinais vitais, como a frequência cardíaca. O provedor também examinará seu corpo e pressionará levemente as áreas.

Exames de sangue e de urina

As plaquetas no hemograma são medidas com um exame laboratorial chamado de hemograma completo. Você corre o risco de hemorragia se as níveis de suas plaquetas forem baixos. Um hemograma completo também avalia outras partes do sangue, incluindo hemácias e leucócitos.

Para avaliar se o seu sangue está com boa coagulação, serão feitos exames de coagulação em uma amostra sanguínea. O tempo de protrombina e o tempo de tromboplastina parcial ativada são dois exames que avaliam quanto tempo leva para o seu sangue coagular.

O bom funcionamento do fígado é avaliado por um grupo de exames de sangue chamado exames de função hepática. Os exames de função renal feitos em amostras de sangue e de urina revelam a saúde dos rins.

Exames de imagem

Os exames de imagem tiram fotos de dentro do seu corpo e são usados para encontrar doenças. Sua equipe de assistência usará exames de imagem para diagnosticar um coágulo sanguíneo. Os exames de imagem também são usados para planejamento de tratamento porque mostram a localização e o tamanho do coágulo.

Em geral, um ou dois tipos de exame de imagem são usados para ver os coágulos. A ultrassonografia venosa utiliza ondas sonoras para fazer imagens de veias superficiais e profundas. Tomografia computadorizada, também chamada de TC scan, é usada para ver coágulos. Ela combina vários raios X para criar uma imagem detalhada. Se for seguro para você, um contraste engolido ou injetado será utilizado para deixar as imagens mais claras.

Radiologista é um médico que é especialista na leitura de imagens. Esse médico informará os resultados da imagem à equipe de assistência.

Trombose venosa superficial

A trombose venosa superficial ocorre em veias perto da pele. O tratamento, às vezes, não é necessário porque o coágulo se dissolve por si só. Contudo, alguns coágulos continuam a crescer. Sua equipe de assistência monitorará o crescimento do coágulo.

Coágulos no braço

A trombose venosa superficial pode ser causada por um cateter no braço. Nesse caso, o cateter será removido, caso não mais seja necessário. Por outro lado, o cateter pode continuar no lugar se os sintomas se resolverem rapidamente ou se for iniciada a administração de anticoagulantes.

A anticoagulação não é inicialmente usada para coágulos superficiais no braço. O objetivo é aliviar os sintomas até que o coágulo se dissolva naturalmente. Os sintomas podem ser reduzidos com compressas quentes, medicamentos anti-inflamatórios não esteroides (AINEs) e elevação do membro.

Sua equipe de assistência ficará atenta aos sinais de crescimento do coágulo sanguíneo. Se o coágulo ficará maior, eles considerarão a prescrição de uma baixa dose de anticoagulantes. Algumas pessoas recebem uma dose maior para impedir que o coágulo atinja veias profundas.

Coágulos nas pernas

A trombose venosa superficial na perna é tratada com um anticoagulante. O tratamento de baixa dose é utilizado para coágulos com mais de cinco centímetros ou que se estendam acima do joelho. Ele é tomado todos os dias por até 6 semanas. Uma dose alta pode ser usada se o coágulo estiver muito próximo de uma veia profunda na parte superior da coxa. Uma dose alta é tomada todos os dias por pelo menos 3 meses.

Exames de imagem

Os exames de imagens tiram fotografias do interior do seu corpo. Isso é necessário para diagnosticar coágulos sanguíneos. A ultrassonografia costuma ser usada para encontrar coágulos sanguíneos nos membros (mostrado).

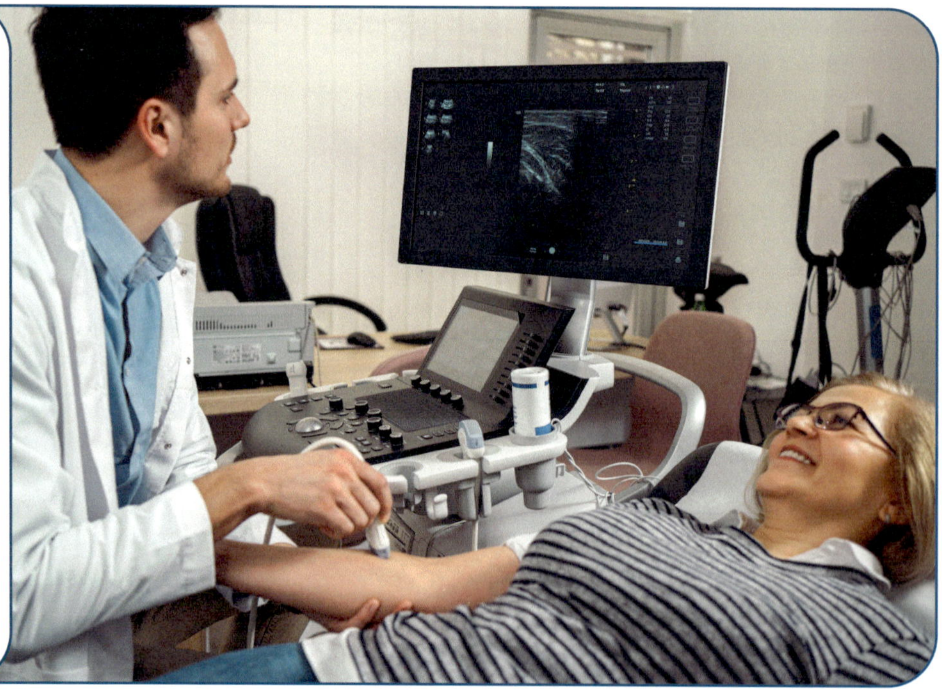

Em vez de iniciar o tratamento, coágulos nas pernas que sejam improváveis de atingir uma veia profunda podem ser examinados novamente. Uma segunda ultrassonografia será feita em 7 a 10 dias para avaliar o tamanho do coágulo. Se estiver maior, sua equipe poderá prescrever um anticoagulante.

Trombose venosa profunda

A trombose venosa profunda ocorre em veias muito abaixo da pele. A trombose nessas veias é tratada com anticoagulantes sempre que possível.

Os coágulos graves abaixo do joelho podem precisar de tratamento mais rápido que anticoagulação. Os coágulos graves podem causar sintomas importantes, levar à amputação do membro ou ser um risco de vida. Sua equipe considerará o tratamento adicional com trombólise farmacomecânica ou trombectomia mecânica.

A trombose venosa profunda pode ser relacionada ao dispositivo de acesso venoso central.

O tratamento com anticoagulação deve continuar por 3 meses ou até que o cateter seja removido. O cateter será removido se os sintomas persistirem ou se houver infecção, lesão ou não mais for necessário.

Se anticoagulação não for segura inicialmente, sua equipe continuará a verificar se agora é uma opção. Os coágulos no abdômen, na pelve ou na parte superior da perna são controlados com um filtro VCI até que possam ser tratados seguramente com anticoagulantes. Assim que estiver tomando anticoagulantes, o filtro será removido.

Os coágulos não tratados abaixo do joelho são observados com o uso de ultrassonografia repetida. Se eles crescerem para a parte superior da perna o tratamento consiste em anticoagulação ou em filtro VCI.

Trombose venosa superficial

Uma trombose venosa superficial em um braço pode se resolver por si só. Os sintomas podem ser aliviados ao elevar o membro (mostrado), com uma compressa quente ou com ibuprofeno.

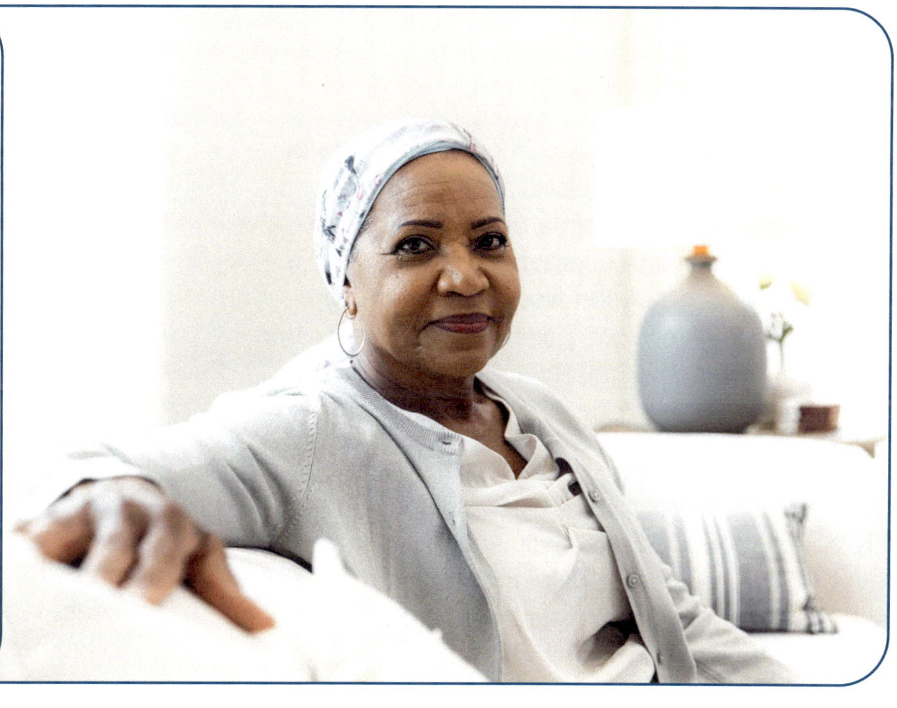

Embolia pulmonar

Uma embolia pulmonar é causada por um coágulo sanguíneo que se deslocou no fluxo sanguíneo até uma artéria em um pulmão e ficou preso. Esses coágulos costumam ter início em uma veia profunda na perna ou no braço. Uma embolia pulmonar é uma condição com risco de vida, às vezes, mas muitas pessoas sobrevivem se forem tratadas imediatamente.

Exames

Exames comuns de coágulos sanguíneos serão feitos, mas esses coágulos perigosos no pulmão também exigem exames especiais. Um exame chamado de angiografia TC costuma ser usado para ver coágulos no pulmão. A equipe também examinará seus pulmões com um raio x do tórax.

Um coágulo no pulmão pode lesionar o coração. Sua função cardíaca será avaliada com exames de sangue chamados troponina e NT-proBNP. Você também passará por um eletrocardiograma (ECG ou EKG) para verificar se há batimento cardíaco anormal. Você também pode fazer uma ultrassonografia do coração para verificar a função cardíaca. Esse exame é chamado de ecocardiograma.

Tratamento

Se possível, uma embolia pulmonar será tratada com anticoagulantes. Se já estiver tomando anticoagulante, a dose poderá ser aumentada ou um anticoagulante diferente será iniciado. Depois do período agudo, você continuará com um anticoagulante. Você poderá voltar para casa se estiver fora de perigo. Se a embolia piorar, ela poderá ser tratada com trombólise ou com trombectomia.

Uma embolia pulmonar maciça aguda é grave. Ela causa a queda da pressão sanguínea e pode levar a falha cardíaca e pulmonar. Sua equipe de assistência considerará mais tratamento além de anticoagulantes. Antes de iniciar a coagulação, você poderá receber suporte cardíaco e pulmonar de um aparelho médico. Se o risco de hemorragia for baixo, o coágulo poderá ser tratado com trombólise sistêmica ou direcionada por cateter. Uma segunda opção é a remoção do coágulo por meio de embolectomia cirúrgica ou por cateter.

Se anticoagulação não for segura inicialmente, sua equipe continuará a verificar se agora é uma opção. Os coágulos podem ser controlados com um filtro VCI até que possam ser tratados seguramente com anticoagulantes.

Trombose venosa esplâncnica

A trombose venosa esplâncnica é causada por um coágulo sanguíneo em veias do sistema digestivo. Os coágulos nessas veias causam sintomas comuns a muitas doenças, então, mais exames podem ser necessários. Sua equipe de assistência planejará os exames com base no seu histórico médico e em exames físicos.

Um diagnóstico de trombose venosa esplâncnica é feito com exame de imagem. O tratamento se baseia na veia em que está o coágulo. Também se baseia no tempo pelo qual você tem sinais e sintomas de um coágulo.

- A trombose aguda começou nas últimas 8 semanas.
- A trombose crônica começou há mais de 8 semanas.

Trombose venosa hepática

A trombose venosa hepática ocorre nas veias que levam sangue do fígado para o coração. Um especialista em fígado deve avaliar qualquer pessoa com esse tipo de trombose. Eles analisarão seu prontuário e farão uma consulta com você.

A trombose venosa hepática aguda é tratada com anticoagulantes sempre que possível. O coágulo pode também ser tratado com trombectomia, e o fluxo sanguíneo desviado com um shunt. Um shunt também é uma opção para trombose aguda não tratada com anticoagulação.

Se você tiver trombose venosa hepática crônica, a equipe de assistência decidirá se um anticoagulante pode ser útil. Um shunt também é uma opção.

Trombose da veia porta, mesentérica, esplênica

O sangue dos sistemas digestivos se desloca pelas veias mesentéricas, esplênicas e porta em sua trajetória para o fígado. A trombose aguda nessas veias é tratada de modo igual à trombose venosa hepática aguda. Pode ser necessária uma cirurgia se a trombose tiver causado morte do tecido intestinal. Você fará uma consulta com um gastroenterologista ou com um cirurgião para avaliação.

Um gastroenterologista deverá avaliar qualquer pessoa com trombose crônica. Sua equipe de assistência decidirá se um anticoagulante será útil. Um shunt é outra opção.

A hemorragia não é incomum quando a trombose crônica for diagnosticada. Um medicamento chamado de betabloqueador pode ser usado para reduzir as chances de hemorragia. A hemorragia também pode ser parada por uma banda colocada em volta do vaso sanguíneo ou por meio de um medicamento injetado que cicatriza o vaso.

Pontos importantes

- Sua equipe de assistência fará uma avaliação minuciosa para planejar um tratamento seguro para você.
- A trombose aguda em pessoas com câncer é tratada com anticoagulação, sempre que possível. Uma exceção possível é a trombose venosa superficial em um braço, porque ela pode se resolver por si só. Os anticoagulantes são tomados desde que não sejam um risco para coágulos sanguíneos.
- Coágulos muito perigosos podem ser dissolvidos rapidamente com medicamentos ou removidos. Esses coágulos também são tratados com anticoagulação.
- Quando a anticoagulação não for segura, sua equipe de assistência monitorará o crescimento de coágulos. Eles também reavaliarão a segurança da anticoagulação se essa se tornar uma opção. Eventos de risco de vida podem ser evitados com filtros de captura de coágulos ou com um shunt que redireciona o fluxo sanguíneo.

compartilhe conosco.

Participe da pesquisa e ajude a tornar as NCCN Guidelines for Patients ainda melhores para todos!

NCCN.org/patients/comments

5 Administrando anticoagulantes

Os anticoagulantes têm benefícios notáveis, mas também representam desafios. Este capítulo ajudará a preparar você para o que vem pela frente.

Cuidados de acompanhamento

Os anticoagulantes costumam funcionar bem na prevenção e no tratamento de coágulos sanguíneos. Para que funcionem bem, você precisa seguir a prescrição. Não interrompa nem ignore o cuidado. Se estiver no hospital, sua equipe ajudará você a continuar progredindo.

Se estiver tomando anticoagulantes em casa, você receberá visitas regulares da equipe de assistência. Exames de sangue também serão feitos regularmente. Entre as visitas, fale com a equipe se:

- Tiver novos sintomas ou a piora deles, como os descritos na próxima seção sobre hemorragia.
- Estiver encontrando problemas para tomar o medicamento conforme prescrito.
- Outro provedor prescrever novo medicamento.
- Se estiver pensando em começar a tomar medicamento sem receita, vitaminas ou fitoterápicos.
- Você precisar de procedimento médico ou de cirurgia.

Efeitos colaterais

Os anticoagulantes podem causar problemas de saúde chamados de efeitos colaterais. Alguns efeitos colaterais são desagradáveis, mas administráveis. Outros efeitos colaterais podem ser graves e representar um risco de vida. Os efeitos colaterais diferem entre as pessoas com base no tipo de cuidado e da pessoa.

Hemorragia

O principal efeito colateral do uso de anticoagulantes é a hemorragia. A hemorragia pode causar risco de vida, portanto, fique atento. Sinais de hemorragia anormal incluem:

- A pior dor de cabeça já sentida (é um sintoma de hemorragia na cabeça).
- Confusão mental repentina, fraqueza em um lado do corpo ou dificuldades na fala (esses são sintomas de AVC).
- Hemorragias nasais muito intensos.
- Fezes (coco) com sangue, escuras ou parecendo melena.
- Períodos menstruais ou sangramento vaginal muito intensos.
- Forte fraqueza, tontura, falta de ar ou pressão sanguínea baixa.
- Hemorragia da pele que não para depois de aplicar pressão.

Trombocitopenia induzida por heparina

A trombocitopenia induzida por heparina é um efeito colateral raro da heparina. Em vez de evitar a formação de coágulos sanguíneos, a heparina pode levar seu corpo a produzir mais coágulos. Se você já teve esse efeito colateral perigoso, a heparina provavelmente não lhe será prescrita novamente.

Mudanças no tratamento

Algumas pessoas podem precisar trocar de anticoagulante. Aqui estão três motivos para uma mudança.

Os anticoagulantes não causam hemorragia.

Eles podem dificultar que seu corpo pare de sangrar depois que a hemorragia inicia.

Hemorragia

Durante os cuidados de acompanhamento, a equipe de assistência monitorará suas chances de sofrer hemorragia. Suas chances de hemorragia aumentam se a contagem de plaquetas cair para um nível baixo. Se uma hemorragia anormal tiver início, as opções incluem:

- Manter a anticoagulação e receber transfusão de plaquetas.
- Suspender a anticoagulação e inserir um filtro na veia cava inferior (VCI) até que aumente a contagem de plaquetas.
- Tomar uma dose menor de anticoagulante
- Remover o acesso venoso central se isso estiver causando coágulos sanguíneos em veias profundas.
- Suspender a anticoagulação e monitorar os coágulos sanguíneos na perna inferior das pernas com ultrassonografia repetida.

Algumas pessoas passam por hemorragia que causa risco de vida. Nesse caso, o efeito do anticoagulante pode ser revertido rapidamente. Medicamentos que revertem efeitos são chamados de antídotos. Nem todos os anticoagulantes têm antídotos.

Procedimentos médicos

As pessoas com câncer costumam passar por procedimentos médicos invasivos, como cirurgia. Se você precisar desse procedimento, a equipe de assistência decidirá se uma mudança no tratamento será necessária.

A equipe avaliará o risco de hemorragia do procedimento mais seu risco de desenvolver coágulos sanguíneos perigosos. Exemplos de procedimentos de alto risco são cirurgia cardíaca e cirurgia no cérebro. Procedimentos de risco muito baixo incluem injeções, restaurações e biópsia da pele.

Se precisar de mudanças no tratamento, as opções incluem:

- Reverter o efeito da anticoagulação para uma cirurgia de emergência.
- Suspender a anticoagulação.
- Trocar temporariamente para um anticoagulante de ação curta, que é chamado de *bridging* (ponte).
- Inserção de um filtro VCI antes de suspender brevemente a anticoagulação.

Novos coágulos sanguíneos ou piora

Apesar de tomar anticoagulante, o coágulo sanguíneo pode crescer ou um novo pode se formar. Fique atento a novos coágulos, para que as mudanças no tratamento possam ser feitas imediatamente. Consulte o capítulo 2 para ver uma lista de sintomas causados por coágulos.

Se estava tomando uma baixa dose de anticoagulação, a dose poderá ser aumentada ou um anticoagulante diferente será iniciado.

Se estava tomando uma dose alta, a equipe considerará novas causas para os coágulos sanguíneos. Você pode ter desenvolvido trombocitopenia induzida por heparina. Um tumor pode pressionar um vaso sanguíneo e, então, o coágulo é formado. Um filtro VCI pode ter estreitado um vaso, causando a formação de um coágulo.

Novos coágulos ou a piora deles podem ser tratados com uma dose ainda mais alta de anticoagulação. Outra opção é testar um anticoagulante diferente.

Pontos importantes

- Para obter os melhores resultados, continue tomando o anticoagulante e não pule as doses. Entre em contato com a equipe de assistência se tiver quaisquer mudanças nos sintomas ou no cuidado de saúde.
- Sua equipe de assistência examinará regularmente sua saúde com exames de sangue. Os anticoagulantes podem levar seu corpo a sangrar de modo anormal.
- Aprenda os sintomas de hemorragia anormal para que possa obter cuidado imediatamente.
- Se a hemorragia começar, você poderá receber transfusões de plaquetas. Se você tiver um acesso venoso central, ele poderá ser removido. Seu regime de anticoagulação poderá ser alterado.
- Se tiver hemorragia grave ou precisar de cirurgia de emergência, você poderá receber um antídoto de ação rápida para anticoagulação.
- Se você precisar marcar um procedimento que poderá causar hemorragia, a anticoagulação poderá ser suspensa, e você poderá receber um filtro VCI. Outra opção é trocar para uma anticoagulação de ponte, que é uma dose de ação curta, até que possa retomar com segurança seu regime normal.
- Se os coágulos sanguíneos piorarem ou um novo coágulo se formar, a dose do seu anticoagulante pode ser aumentada ou um anticoagulante pode ser iniciado.

Queremos o seu feedback!

Nosso objetivo é fornecer informações sobre o câncer que sejam úteis e fáceis de entender.

Responda à nossa pesquisa e nos diga o que fizemos corretamente e o que poderíamos melhorar.

NCCN.org/patients/feedback

"Falei para minha equipe de assistência assim que percebi um efeito colateral. Isso me ajudou. Eles foram muito bons ao tratar isso!"

6

Tomando decisões de tratamento

É importante estar confortável com os cuidados de saúde que você escolher. Essa escolha começa com uma conversa franca com a equipe de assistência.

É a sua escolha

Na tomada de decisões compartilhada, você e a equipe de assistência compartilham informações, discutem as opções e concordam com um plano de cuidados. Isso começa com uma conversa aberta e honesta entre você e a equipe.

As decisões de cuidados são muito pessoais. O que é importante para você pode não ser importante para outra pessoa.

Alguns fatores que podem desempenhar um papel em suas decisões:

- O que você quer e como isso pode diferir do que os outros querem.
- Suas crenças religiosas e espirituais.
- Suas opiniões sobre cuidados médicos.
- Suas opiniões sobre a dor ou os efeitos colaterais.
- O custo do tratamento, o deslocamento aos centros de tratamento e o tempo fora do trabalho ou da escola.
- Qualidade de vida e duração da vida.
- Quanto ativo você é e as atividades que lhe são importantes.

Pense no que você quer do cuidado oncológico, incluindo cuidado para coágulos sanguíneos. Discuta abertamente os riscos e os benefícios das suas opções. Converse sobre as suas preocupações com o médico.

Segunda opinião

É normal querer começar os cuidados médicos o mais rápido possível. Embora os coágulos sanguíneos não possam ser ignorados, costuma levar um tempo para que outro provedor analise os resultados de seus exames e sugira um plano de cuidados. Isso se chama obter uma segunda opinião, e é uma parte normal do tratamento oncológico. Até mesmo os médicos buscam uma segunda opinião!

O que você pode fazer para se preparar:

- Verificar junto ao seu plano de saúde as regras em relação à segunda opinião. Pode haver custos extras para consultar provedores que não fazem parte do seu plano de saúde.
- Planejar o envio de cópias de todos os seus registros ao provedor que você consultará para uma segunda opinião.

Perguntas a fazer

Possíveis perguntas a fazer à sua equipe de assistência oncológica estão listadas nas páginas seguintes. Sinta-se à vontade para usar estas perguntas ou crie as suas próprias. Seja claro sobre seus objetivos de cuidado e descubra o que esperar do tratamento.

Perguntas sobre coágulos sanguíneos

1. Tenho maior risco de formação de coágulos sanguíneos?
2. O que me deixa em risco de formação de coágulos sanguíneos?
3. O que posso fazer para evitar coágulos sanguíneos?
4. Quais são os sintomas de coágulos sanguíneos?
5. Quem eu devo contatar se notar sintomas de coágulos sanguíneos?

Perguntas sobre opções de cuidados

1. Quais são minhas opções de cuidados para coágulos sanguíneos?
2. Você sugere outras opções além do que recomenda a NCCN? Se sim, por quê?
3. Como a minha idade, sexo, saúde em geral e outros fatores afetam minhas opções?
4. E se eu estiver grávida ou planejando engravidar?
5. Meu seguro cobrirá os cuidados que você recomenda? Há programas para ajudar a pagar pelos cuidados?
6. Quais são os efeitos colaterais de cada opção? Há algum risco de vida sério?

Perguntas sobre anticoagulantes

1. Por quanto tempo eu precisarei tomar um anticoagulante?
2. Como o anticoagulante prescrito é tomado?
3. Há algum motivo para que um anticoagulante seja interrompido?
4. Há medicamentos que devo evitar enquanto tomo um anticoagulante?
5. Há vitaminas ou fitoterápicos sem prescrição que eu não devo tomar?
6. Com que frequência precisarei fazer uma visita de acompanhamento?
7. Quais efeitos colaterais devo informar imediatamente e com quem entro em contato?
8. Quem eu devo contatar em caso de perguntas ou preocupações se o consultório estiver fechado?

Recursos

National Blood Clot Alliance – Stop the Clot
stoptheclot.org

North American Thrombosis Forum
Thrombosis.org

Triage Cancer
Triagecancer.org

“Defenda-se! Não tenha medo de pedir uma segunda opinião. Não tenha medo de pedir a ajuda de amigos e familiares, que só querem que você diga o que precisa. Movimente-se todos os dias, coma alimentos saudáveis e reduza o estresse. Assista a filmes divertidos e abrace com frequência os entes queridos. Passe um tempo na natureza. Nunca perca a esperança!”

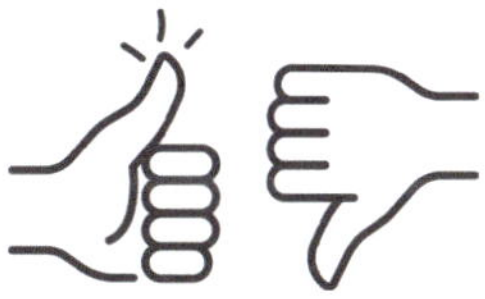

Conte-nos a sua opinião!

Reserve alguns minutos para responder a uma pesquisa on-line sobre as NCCN Guidelines for Patients.

NCCN.org/patients/response

Termos que você precisa conhecer

abdômen
A área do ventre entre o tórax e a pelve.

AINEs
Medicamentos anti-inflamatórios não esteroides.

anestesia
Um medicamento que causa uma perda controlada das sensações e da consciência.

anticoagulação de ponte
Um medicamento temporário e de ação curta contra a formação de coágulos.

anticoagulante
Um medicamento que interrompe a formação da malha de fibrina que mantém o coágulo sanguíneo. Também chamado de afinador do sangue.

antitrombina
Uma proteína do sangue que inibe a formação de coagulação sanguínea.

artéria
Um vaso em forma de tubo que transporta sangue do coração para o corpo.

cateter
Um dispositivo em forma de tubo longo e estreito que é usado para procedimentos médicos.

coágulo sanguíneo
Uma massa espessa de sangue. Também chamado de trombo.

compressão pneumática intermitente
Um dispositivo que evita a formação de coágulos sanguíneos ao aplicar pressão nas pernas.

CVAD
Dispositivo de acesso venoso central.

diagnóstico
A identificação de uma doença com base em exames.

efeito colateral
Uma resposta física ou emocional não saudável ou desagradável ao tratamento.

eletrocardiograma (ECG ou EKG)
Um teste que verifica se há batimento cardíaco anormal.

embolia
O bloqueio de um vaso sanguíneo que pode ser causado por um coágulo sanguíneo.

embolia pulmonar
Bloqueio de uma artéria em um pulmão causado por um coágulo sanguíneo.

êmbolo
Um coágulo sanguíneo que se solta da base e se desloca na corrente sanguínea.

escore de Khorana
Uma medida de risco para coágulos sanguíneos.

fator Xa
Uma proteína de coagulação.

fibrina
A malha que mantém o coágulo sanguíneo.

filtro na veia cava inferior (VCI)
Uma dispositivo pequeno que captura os coágulos se deslocando na corrente sanguínea.

histórico médico
Um relatório de todos os seus eventos de saúde e medicamentos.

meias de compressão graduadas
Um produto tipo meia que evita a formação de coágulos sanguíneos ao pressionar as pernas.

pelve
A área do corpo entre os ossos do quadril.

plaquetas
Um tipo de célula sanguínea que se forma em um coágulo sanguíneo para controlar a hemorragia. Também chamada de trombócito.

profilaxia
Cuidado de saúde que evita a doença.

prognóstico
O provável curso e desfecho de uma doença.

shunt
Um tubo médico pequeno.

tempo de protrombina
Uma medida do tempo que o sangue leva para coagular.

tempo de tromboplastina parcial ativada
Uma medida do tempo que o sangue leva para coagular.

terapia sistêmica
Um medicamento usado para tratar células cancerígenas em todo o corpo.

tomografia computadorizada (TC)
Um exame que usa raios x de diversos ângulos para fazer uma imagem do interior do corpo.

trombectomia
Um procedimento que remove os coágulos sanguíneos do sangue.

trombina
Uma proteína de coagulação.

trombo
Um coágulo sanguíneo em um vaso sanguíneo.

trombocitopenia induzida por heparina
Um efeito colateral raro cujos sintomas incluem coágulos sanguíneos.

trombólise farmacomecânica
Um procedimento que dissolve e remove coágulos.

trombolítico
Um medicamento que dissolve os coágulos sanguíneos.

tromboprofilaxia
Cuidados preventivos para coágulos sanguíneos.

trombose
O bloqueio de um vaso sanguíneo por um coágulo sanguíneo.

trombose venosa esplâncnica
Bloqueio de uma veia do sistema digestivo por um coágulo sanguíneo.

trombose venosa profunda
Bloqueio de uma veia muito abaixo da pele por um coágulo sanguíneo.

trombose venosa superficial
Bloqueio de uma veia perto da pele por um coágulo sanguíneo.

Colaboradores da NCCN

Este guia do paciente se baseia nas NCCN Clinical Practice Guidelines in Oncology (NCCN Guidelines®) para Doença Tromboembólica Venosa Associada ao Câncer, versão 2.2023. Ele foi adaptado, revisado e publicado com a ajuda das seguintes pessoas:

Dorothy A. Shead, mestra em Ciências
Diretora sênior, Operações de Informação do Paciente

Laura J. Hanisch, estudos avançados em Psicologia
Gerente do Programa de Informações do Paciente

Susan Kidney
Especialista sênior em Design Gráfico

As NCCN Clinical Practice Guidelines in Oncology (NCCN Guidelines®) para Doença Tromboembólica Venosa Associada ao Câncer, versão 2.2023 foram desenvolvidas pelos seguintes membros do NCCN Panel:

*Michael B. Streiff, médico/presidente
The Sidney Kimmel Comprehensive Cancer Center, Johns Hopkins

*Bjorn Holmstrom, médico/vice-presidente
Moffitt Cancer Center

Dana Angelini, médica
Case Comprehensive Cancer Center/University Hospitals Seidman Cancer Center and Cleveland Clinic Taussig Cancer Institute

Aneel Ashrani, médico, mestre em Ciências
Mayo Clinic Comprehensive Cancer Center

Tyler Buckner, médico
University of Colorado Cancer Center

John Fanikos, graduado em Farmácia, mestre em Gestão de Negócios
Dana-Farber/Brigham and Women's Cancer Center

Kleber Yotsumoto Fertrin, médico, PhD
Fred Hutchinson Cancer Center

Annemarie E. Fogerty, médica
Mass General Cancer Center

Nicolas Gallastegui Crestani, médico
The Ohio State University Comprehensive Cancer Center – James Cancer Hospital and Solove Research Institute

Radhika Gangaraju, médica, mestra em Saúde Pública
O'Neal Comprehensive Cancer Center, UAB

Shuwei Gao, médico
The University of Texas MD Anderson Cancer Center

Samuel Z. Goldhaber, médico
Dana-Farber/Brigham and Women's Cancer Center

Ibrahim Ibrahim, médico
UT Southwestern Simmons Comprehensive Cancer Center

Timothy Kubal, médico, mestre em Administração de Empresas
Moffitt Cancer Center

Andrew D. Leavitt, médico
UCSF Helen Diller Family Comprehensive Cancer Center

Jason T. Lee, médico
Stanford Cancer Institute

Ming Lim, médica
Huntsman Cancer Institute, University of Utah

Janelle Mann, doutora em Farmácia
Siteman Cancer Center at Barnes-Jewish Hospital e Washington University School of Medicine

Simon Mantha, médico, mestre em Saúde Pública
Memorial Sloan Kettering Cancer Center

*Karlyn Martin, médica
Robert H. Lurie Comprehensive Cancer Center of Northwestern University

Colleen Morton, médica
Vanderbilt-Ingram Cancer Center

Alex Nester, médico
Fred & Pamela Buffett Cancer Center

Andrew O'Brien, médico
Indiana University Melvin and Bren Simon Comprehensive Cancer Center

Thomas L. Ortel, médico, PhD
Duke Cancer Institute

Alexander Pine, médico, PhD
Yale Cancer Center/Smilow Cancer Hospital

Allyson Pishko, médica
Abramson Cancer Center, University of Pennsylvania

Vinod Pullarkat, médico
City of Hope National Medical Center

Mona Ranade, médica
UCLA Jonsson Comprehensive Cancer Center

Jordan Schaefer, médico
University of Michigan Rogel Cancer Center

Eliot Williams, médico
University of Wisconsin Carbone Cancer Center

Theodore Wun, médico
UC Davis Comprehensive Cancer Center

Equipe da NCCN

Ryan Schonfeld, licenciado em Humanidades
Coordenador de diretrizes

Katie Stehman, mestra em Estudos de Gestão, assistente médica certificada
Cientista oncologista/escritora médica

* Revisaram este guia do paciente. Para divulgações, acesse NCCN.org/disclosures.

Centros de câncer da NCCN

Abramson Cancer Center,
Universidade da Pensilvânia
Filadélfia, Pensilvânia
+1 800.789.7366 • pennmedicine.org/cancer

Case Comprehensive Cancer Center/
University Hospitals Seidman Cancer Center and
Cleveland Clinic Taussig Cancer Institute
Cleveland, Ohio
UH Seidman Cancer Center
+1 800.641.2422 • uhhospitals.org/services/cancer-services
CC Taussig Cancer Institute
+1 866.223.8100 • my.clevelandclinic.org/departments/cancer
Case CCC
+1 216.844.8797 • case.edu/cancer

City of Hope National Medical Center
Duarte, Califórnia
+1 800.826.4673 • cityofhope.org

Dana-Farber/Brigham and Women's Cancer Center |
Mass General Cancer Center
Boston, Massachusetts
+1 617.732.5500 • youhaveus.org
+1 617.726.5130 • massgeneral.org/cancer-center

Duke Cancer Institute
Durham, Carolina do Norte
+1 888.275.3853 • dukecancerinstitute.org

Fox Chase Cancer Center
Filadélfia, Pensilvânia
+1 888.369.2427 • foxchase.org

Fred & Pamela Buffett Cancer Center
Omaha, Nebraska
+1 402.559.5600 • unmc.edu/cancercenter

Fred Hutchinson Cancer Center
Seattle, Washington
+1 206.667.5000 • fredhutch.org

Huntsman Cancer Institute, University of Utah
Salt Lake City, Utah
+1 800.824.2073 • huntsmancancer.org

Indiana University Melvin and Bren Simon
Comprehensive Cancer Center
Indianápolis, Indiana
+1 888.600.4822 • www.cancer.iu.edu

Mayo Clinic Comprehensive Cancer Center
Phoenix/Scottsdale, Arizona
Jacksonville, Flórida
Rochester, Minnesota
+1 480.301.8000 • Arizona
+1 904.953.0853 • Flórida
+1 507.538.3270 • Minnesota
mayoclinic.org/cancercenter

Memorial Sloan Kettering Cancer Center
Nova Iorque, Nova Iorque
+1 800.525.2225 • mskcc.org

Moffitt Cancer Center
Tampa, Flórida
+1 888.663.3488 • moffitt.org

O'Neal Comprehensive Cancer Center, UAB
Birmingham, Alabama
+1 800.822.0933 • uab.edu/onealcancercenter

Robert H. Lurie Comprehensive Cancer Center
of Northwestern University
Chicago, Illinois
+1 866.587.4322 • cancer.northwestern.edu

Roswell Park Comprehensive Cancer Center
Buffalo, Nova Iorque
+1 877.275.7724 • roswellpark.org

Siteman Cancer Center, Barnes-Jewish Hospital
e Washington University School of Medicine
St. Louis, Missouri
+1 800.600.3606 • siteman.wustl.edu

St. Jude Children's Research Hospital/
The University of Tennessee Health Science Center
Memphis, Tennessee
+1 866.278.5833 • stjude.org
+1 901.448.5500 • uthsc.edu

Stanford Cancer Institute
Stanford, Califórnia
+1 877.668.7535 • cancer.stanford.edu

The Ohio State University Comprehensive Cancer Center
–
James Cancer Hospital and Solove Research Institute
Columbus, Ohio
+1 800.293.5066 • cancer.osu.edu

The Sidney Kimmel Comprehensive
Cancer Center, Johns Hopkins
Baltimore, Maryland
+1 410.955.8964
www.hopkinskimmelcancercenter.org

The UChicago Medicine Comprehensive Cancer Center
Chicago, Illinois
+1 773.702.1000 • uchicagomedicine.org/cancer

The University of Texas MD Anderson Cancer Center
Houston, Texas
+1 844.269.5922 • mdanderson.org

UC Davis Comprehensive Cancer Center
Sacramento, Califórnia
+1 916.734.5959 • +1 800.770.9261
health.ucdavis.edu/cancer

UC San Diego Moores Cancer Center
La Jolla, Califórnia
+1 858.822.6100 • cancer.ucsd.edu

UCLA Jonsson Comprehensive Cancer Center
Los Angeles, Califórnia
+1 310.825.5268 • cancer.ucla.edu

UCSF Helen Diller Family
Comprehensive Cancer Center
San Francisco, Califórnia
+1 800.689.8273 • cancer.ucsf.edu

University of Colorado Cancer Center
Aurora, Colorado
+1 720.848.0300 • coloradocancercenter.org

University of Michigan Rogel Cancer Center
Ann Arbor, Michigan
+1 800.865.1125 • rogelcancercenter.org

University of Wisconsin Carbone Cancer Center
Madison, Wisconsin
+1 608.265.1700 • uwhealth.org/cancer

UT Southwestern Simmons
Comprehensive Cancer Center
Dallas, Texas
+1 214.648.3111 • utsouthwestern.edu/simmons

Vanderbilt-Ingram Cancer Center
Nashville, Tennessee
+1 877.936.8422 • vicc.org

Yale Cancer Center/Smilow Cancer Hospital
New Haven, Connecticut
+1 855.4.SMILOW • yalecancercenter.org

Índice

Made in the USA
Monee, IL
05 November 2026

67873652R00029